Jubissa Salgado Toledo

Presencia de Ancylostomideos en caninos urbanos de Talcahuano, Chile

Jubissa Salgado Toledo

Presencia de Ancylostomideos en caninos urbanos de Talcahuano, Chile

Mediante la técnica de flotación de Willis

Editorial Académica Española

Imprint

Any brand names and product names mentioned in this book are subject to trademark, brand or patent protection and are trademarks or registered trademarks of their respective holders. The use of brand names, product names, common names, trade names, product descriptions etc. even without a particular marking in this work is in no way to be construed to mean that such names may be regarded as unrestricted in respect of trademark and brand protection legislation and could thus be used by anyone.

Cover image: www.ingimage.com

Publisher:
Editorial Académica Española
is a trademark of
Dodo Books Indian Ocean Ltd. and OmniScriptum S.R.L publishing group

120 High Road, East Finchley, London, N2 9ED, United Kingdom
Str. Armeneasca 28/1, office 1, Chisinau MD-2012, Republic of Moldova, Europe
Printed at: see last page
ISBN: 978-620-0-04088-6

RESUMEN

Los Ancylostomideos son unos nematodos que se encuentran presente en todo el mundo, en Chile su prevalencia oscila entre un 1,8 a 8,1 %. Estos parásitos tienen un ciclo de vida monoxénico y pueden infectar accidentalmente a los seres humanos, causando larva *migrans* cutánea. Los perros infectados pueden no presentar signos clínicos cuando la carga parasitaria es baja, pero cuando esta es alta se produce pérdida de sangre desde el intestino delgado, melena e incluso anemia. El objetivo principal de este trabajo es determinar la presencia del parásito en perros de la comuna de Talcahuano y en aquellos casos positivos estimar la carga parasitaria. Para lo anterior se recolectaron muestras de 63 caninos con y sin dueño y posteriormente se utilizó el método de flotación de Willis, en búsqueda de huevos de *Ancylostoma* y la técnica de McMaster para el conteo de éstos. El resultado obtenido fue una prevalencia de 3,2% (2 de 63 perros) y la carga parasitaria fue de un promedio de 299,9 huevos por gramo de heces (hpg).

Palabras clave: *Ancylostoma* , larva *migrans* cutánea, flotación de Willis, McMaster.

ABSTRACT

Ancylostomides are a nematodes that are located worlwide, in Chile its prevalence ranges from 1.8 to 8.1%. These parasites have a monoxenic life cycle and can accidentally infect humans, causing cutaneous larva *migrans*. Infected dogs may not show clinical signs when the parasitic load is low, but when it is high it results in loss of blood from the small intestine, blackish feces and even anemia. The main objective of this work is to determine the presence of the parasite in Talcahuano dogs and in positive cases, estimate the parasitic load. For this, samples of 63 canines with and without owner were collected and then used the Willis flotation method in search of *Ancylostoma* eggs and the McMaster technique for their counting. The result obtained was a prevalence of 3.2% (2 of 63 dogs) and the load was on average 299.9 eggs per gram of feces (epg).

Keywords: *Ancylostoma caninum*, cutaneous larva *migrans*, Willis flotation, McMaster.

ÍNDICE GENERAL

ÍNDICE DE TABLAS

1. INTRODUCCIÓN

Las enfermedades parasitarias tienen especial importancia, no solo por la salud de los animales sino que también por la del ser humano, en investigaciones se describe entre muchos otros a *Ancylostoma,* un parásito nematodo que se encuentra presente en todo el mundo el cual parasita a algunos caninos como el perro, a través de un ciclo de vida directo, puede infectar además a un hospedador paraténico, como pequeños roedores, los que al ser depredados transmiten la enfermedad. En el ser humano puede producir el síndrome de larva *migrans* cutánea.

En Chile el parásito se encuentra presente, según estudios realizados, las prevalencias descritas van desde 1,8 a 8,1% (Luzio *et al.,* 2015).

En el desarrollo del siguiente trabajo se buscará determinar la presencia del parásito en perros de la comuna de Talcahuano a través del hallazgo de huevos en muestras de heces, utilizando para ello la técnica de flotación de Willis, una prueba sencilla donde se emplea una solución saturada de NaCl y lugol, para observar las preparaciones a través de un microscopio óptico.

Este estudio además de determinar la presencia del parásito permitirá estimar la carga parasitaria en aquellos animales positivos a *Ancylostomideos* mediante la técnica cuantitativa de McMaster.

2. REVISIÓN BIBLIOGRÁFICA

2.1 Generalidades

La infestación por helmintos es común en los perros y gatos. Algunas especies son patógenas en cantidades elevadas como *Ancylostoma caninum* que es el anquilostoma más importante de los perros y se asocia a pérdida de sangre y enteritis hemorrágica y otras especies no son patógenas (Ettinger y Feldman, 2007).

No obstante de que los parásitos intestinales caninos poseen una amplia distribución a nivel de globo terráqueo, se debe resaltar que su frecuencia y prevalencia pueden variar de acuerdo a las regiones, épocas del año, patrones culturales y técnicas de diagnóstico (Tortolero *et al.*, 2008).

2.2 Características

2.2.1 Clasificación taxonómica y morfología

Los *Ancylostomideos* se clasifican de la siguiente manera (Ruppert y Barnes, 1996):

Reino: Animalia

Filo: Nematoda

Clase: Secernentea

Orden: Strongylida

Familia: Ancylostomatidae

Género: Ancylostoma

Los *Ancylostomatidae* poseen una cápsula bucal bien desarrollada, provista de estructuras dentiformes o placas quitinosas cortantes en su margen ventral. El extremo anterior adopta una curvatura típica en sentido dorsal ("gusanos ganchudos"). Los anquilostomas miden 1-2 cm, y son de color gris rojizo. Los huevos son ovalados de unos 45x75 µm, con cubierta fina y transparente y tienen 6-8 células al salir con las heces (Cordero del Campillo y Rojo, 2001).

La larva rabditiforme mide entre 250 y 300 µm de longitud por 17 µm de ancho; la longitud de la cápsula bucal es aproximadamente igual al diámetro del cuerpo: el primordio genital es pequeño, lo que dificulta su visualización.

La larva filariforme mide de 580 a 620 µm de largo por 25 µm de diámetro y el extremo posterior es puntiagudo; la relación de la longitud del esófago con respecto al intestino es de 1:4. La larva no pierde la cutícula de la muda anterior, por lo que aparece con doble cutícula (López *et al.*, 2006a).

Los nematodos machos de la orden Strongylida tienen una bursa caudal que consiste en expansiones dorsales, laterales y ventrales de la cutícula corporal (lóbulos) soportados por procesos musculares denominados rayos. El lóbulo dorsal contiene un rayo que por lo general ocupa una posición media diversamente ramificada. Los lóbulos laterales contienen cada uno un rayo externodorsal adyacente al lóbulo dorsal y tres rayos que surgen en un grupo: posterolateral, mediolateral y anterolateral. Cada uno de los lóbulos ventrales contiene dos rayos. La disposición y configuración de estos rayos se utilizan en la clasificación e identificación de los strongyloides. En miembros típicos de las superfamilias *Strongyloidea* y *Ancylostomatoidea*, los lóbulos dorsal y lateral están aproximadamente desarrollados de manera similar. Las espículas de los machos de las superfamilias *Strongylidea* y *Ancylostomatoidea* tienden a ser largas, delgadas y flexibles (Bowman, 2014).

El útero de los strongyloides tiene dos cuernos y está equipado con un ovoeyector muscular bien desarrollado. En trichostrongyloides y ancylostomatoides típicos, la vulva está situada cerca del centro del cuerpo, y los dos cuernos del útero se extienden en direcciones opuestas (Bowman, 2014).

2.2.2 Ciclo biológico

Este parásito tiene un ciclo de vida monoxénico y puede infectar accidentalmente a los seres humanos, causando larva *migrans* cutánea. En los caninos, la anemia y las lesiones intestinales son comunes (Massote *et al.*, 2014).

Los estadios inmaduros de algunos parásitos de perros son eliminados en las heces, contaminando el suelo circundante. Para completar el ciclo, los huevos deben ser ingeridos y las larvas penetran activamente a través de la piel (Milano y Oscherov, 2002).

Las hembras maduras depositan alrededor de 16 000 huevos por día, siendo ésta eliminación inversamente proporcional a la carga parasitaria. Los huevos recién eliminados con 6-8 blastómeros, necesitan condiciones adecuadas de temperatura, humedad y oxigenación para el desarrollo de larva L-I (Cordero del Campillo y Rojo, 2001).

Las larvas se desarrollan entre 12 y 37°C, con un rango óptimo de 23-30°C y de 90% de humedad relativa. Temperaturas bajo 5°C o sobre 37°C, humedad relativa inferior al 50%, o luz solar directa, las matan en unas pocas horas (Barriga, 2002).

Tras la eclosión, las larvas L-I mudan dos veces en el medio y se convierten en larvas L-III, que miden 630 µm y son muy activas e infectantes (Cordero del Campillo y Rojo, 2001).

La infección se puede producir por ingestión de L-III o por su penetración activa a través de la piel. Las posibilidades de desarrollo larvario son varias: algunas larvas ingeridas completan su desarrollo realizando dos mudas en la mucosa del intestino delgado, y así llegan directamente a adultos; otras alcanzan el sistema circulatorio desde la mucosa de la propia cavidad bucal, pasando por los pulmones y efectuando una migración traqueal para regresar finalmente al intestino (Cordero del Campillo y Rojo, 2001)

La infección percutánea favorece que las larvas lleguen a los pulmones por vía sanguínea; las de *Ancylostoma* poseen una metaloproteasa reconocida por el suero inmune, que se puede emplear para identificar perros infectados de los sanos. La muda a larva L-IV tiene lugar en los bronquios y tráquea y posteriormente son deglutidas con el mucus bronquial, finalizando su desarrollo en intestino delgado (Cordero del Campillo y Rojo, 2001).

Si las larvas invaden un animal que no es su hospedero natural, como roedores y otros mamíferos, se enquistan en sus músculos, donde pueden sobrevivir por varios meses. Estos son hospederos paraténicos o de transporte que pueden transmitir la infección a los hospederos naturales cuando estos se los comen (Barriga, 2002).

Algunas larvas migratorias del *Ancylostoma* del perro se detienen en su desarrollo en los músculos, pulmones, hígado, u otros órganos, particularmente de perros inmunes o viejos. Estos parásitos hipobióticos reanudan su desarrollo hacia el final de la preñez y pasan a la nueva generación con la leche de la madre durante las primeras 3 semanas (Barriga, 2002).

2.2.3 Epidemiología

La epidemiologia está sobretodo asociada con las dos principales fuentes de infección, la transmamaria en cachorros lactantes y la percutánea u oral a partir del ambiente.

Un importante aspecto de infección transmamaria es que la enfermedad puede ocurrir en cachorros lactantes criados en un ambiente limpio y amamantados por una perra recientemente tratada con un antihelmíntico y con resultado negativo de huevos en heces (Urquhart *et al.*, 1998).

En una investigación realizada en Santiago, Chile se encontró algún helminto en el 24% de las muestras tomadas, al analizar la frecuencia de helmintos por edad del animal, se encontró frecuencia en perros menores de 6 meses (López *et al.*, 2006b).

Un estudio realizado en 2002, donde se recolectaron 600 muestras de heces caninas de plazas y parques públicos de 13 ciudades del país, se detectó la presencia de *Ancylostoma* en forma larvaria mediante el uso de la técnica de Harada-Mori, el cual arrojó los siguientes resultados:

Arica (1/50) 2.0%, Antofagasta (0/50) 0%, Illapel (4/55) 7.2%, Valparaíso (4/40) 10.0%, Viña del Mar (0/27), San Felipe (0/44), Santiago (0/54), Rancagua (2/27) 7.4%, San Fernando (12/50) 24,0%, Concepción (4/49) 8.2%, Temuco (20/50) 40%, Valdivia (10/50) 20% y Punta Arenas (0/54).

La frecuencia de las muestras con larvas de *Ancylostomatidae* detectadas en las ciudades de la mitad norte del país (Arica, Antofagasta, Illapel, Viña del Mar, Valparaíso, San Felipe, Santiago) en comparación con la mitad meridional (Rancagua, San Fernando, Concepción, Temuco, Valdivia, Punta Arenas) fueron las siguientes: 9/320 (2.8%) y 48/280 (17.1%), respectivamente. Las ciudades de la región sur presentaron una mayor frecuencia de larvas de *Ancylostomatidae* ($p < 0.01$) (Mercado *et al.*, 2004).

2.2.4 Patogénesis

Ancylostomosis causada por *Ancylostoma caninum* es la más patógena de la mayoría de las infecciones parasitarias gastrointestinales de los perros. Es una causa importante de anemia, y perjudica el bienestar saludable y la productividad de los perros infectados (Nwoha y Anene, 2016).

Ancylostoma caninum y *Ancylostoma braziliensi* son las causas primarias de larva *migrans* cutánea, visceral y ocular y de enteritis eosinofílica (Jerez *et al.*, 2015).

Las larvas causan daño al huésped en el punto de entrada a través de la piel dejando una herida vulnerable a infecciones secundarias. A medida que las larvas migran a través de la piel, a menudo se estimula una respuesta inflamatoria, la dermatitis, que puede exacerbarse en huéspedes que dan respuestas hipersensibles (Alipour y Goldust, 2015).

El daño adicional es causado cuando las larvas dejan la circulación y entran en el pulmón, la magnitud del daño es dependiente en la extensión de la infección; la pulmonía y la tos son consecuencias comunes. La dermatitis es una inflamación de la piel. La dermatitis de contacto es una erupción o irritación localizada de la piel causada por el contacto con una sustancia que es ajena al cuerpo. Es causado por un irritante, también puede causar ardor o dolor, así como picazón. La dermatitis irritante a menudo suele aparecer como piel seca, roja y áspera. La dermatitis alérgica de contacto ocurre cuando la piel desarrolla una reacción alérgica después de ser expuesta a una sustancia extraña. Esto provoca que el cuerpo libere inflamación (Alipour y Goldust, 2015).

La actividad de los parásitos en el intestino es la más dañina. Los gusanos muerden y digieren porciones del epitelio intestinal mientras chupan sangre, y dejan úlceras sangrantes cuando se mueven a un nuevo lugar. Antes de la patencia, sobreviene una anemia que es hemorrágica (normocítica y normocrómica) al principio pero que, a medida que se agotan las reservas de hierro, sobre todo en animales muy jóvenes, se hace ferropriva (microcítica e hipocrómica) (Barriga, 2002).

También se presenta hematoquecia, hasta el deceso de neonatos si la pérdida de sangre es muy rápida y copiosa (Tortolero *et al.*, 2008).

La pérdida de sangre disminuye poco después de la patencia, probablemente por un efecto inhibidor de la inmunidad sobre los parásitos. El trauma de las mordeduras y la inflamación subsiguiente pueden causar diarrea con estrías de sangre, o francamente sanguinolenta. Los animales infectados sufren de anorexia y, a menudo, presentan pérdida de peso que está más relacionada con la pérdida de sangre que con la diarrea. A la larga la infección con anquilostómidos produce atrofia de las vellosidades intestinales, mala absorción, e hipoproteinemia. Esta última se debe a la pérdida de proteínas sanguíneas por la succión de sangre por los parásitos, las úlceras sangrantes, y la hiperpermeabilidad del intestino a las proteínas plasmáticas debido a la atrofia de las vellosidades.

La hipoproteinemia, por otra parte, disminuye la presión coloideo-osmótica y favorece la formación de edemas generalizados (Barriga, 2002).

2.2.5 Transmisión y localización

Vía dérmica por contacto de la piel, con tierra infectada, o por vía oral a través de la ingesta de alimentos contaminados. Para que el proceso infectivo se cumpla, los parásitos cuentan con algunas características (tropismos): tigmotropismo (+): tienden a adherirse a objetos con los cuales hacen contacto; histotropismo (+), que es la facilidad que tienen las larvas de ser atraídas por los tejidos, penetrándolos y caminando en su espesor, prescindiendo del huésped (de allí que a veces elijan huéspedes paraténicos); termotropismo (+), que consiste en dirigirse a lugares con mayor temperatura que el medio en que viven, siempre que estén húmedos o sea hidrotropismo (+) como por ejemplo en piel, hojas, etc.; geotropismo (-) por el que se alejan del suelo, y se colocan en piedras, hojas, etc. (Saredi, 2002).

El *Ancylostoma* se encuentra localizado en el intestino delgado del perro, que en España se ha denunciado también en el gato y cánidos silvestres (Cordero del Campillo y Rojo, 2001).

2.2.6 Características clínicas

Un bajo nivel de infestación con *Ancylostomideos* se tolera bien, sin mostrar signos clínicos, cuando hay una importante infestación se produce pérdida de sangre desde el intestino delgado, lo que se manifiesta por medio de la eliminación de heces negruzcas (melena) o blandas y hemorrágicas y por último anemia. Una infestación crónica de bajo nivel también puede provocar anemia. En cachorros muy jóvenes como de 10 días de vida, es posible que, a medida que las larvas pasan en la leche de la madre a los cachorros, se desarrolla anemia aguda o se produzca la muerte. La enfermedad grave o la muerte puede ocurrir aun antes de que la infestación sea patente, por lo que los huevos no serán encontrados en las muestras de materia fecal, se puede observar además dermatitis en las almohadillas plantares o en otras localizaciones donde el perro ha estado en contacto con las larvas (Fischer y McGarry, 2007).

En animales con ancilostomatidosis se aprecia anemia y ocasionalmente edema y ascitis. El contenido intestinal está hemorrágico, la mucosa inflamada y se observan las lesiones de la fijación de los parásitos, que se traducen por úlceras frecuentemente infectadas y que contribuyen a la pérdida de sangre. Los anquilostomas están fijos en la mucosa o libres en el lumen y son de color grisáceo o rojizo, dependiendo del contenido de sangre.

Al *Ancylostoma* se le ha asociado con enteritis eosinofílica y se ha sugerido como posible causa de neuroretinitis subaguda unilateral difusa en humanos. Otras manifestaciones incluyen neumonitis eosinofílica, miositis localizada, foliculitis, eritema multiforme, o manifestaciones oftalmológicas (Cordero del Campillo y Rojo, 2001).

2.2.7 Diagnóstico diferencial

Se deben considerar otras causas de anemia en perros de cualquier edad, melena, anemia aguda o muerte súbita en cachorros y dermatitis (Fischer y McGarry, 2007).

En pacientes dermatológicos recurrentes, se recomienda considerar la toxocariasis como un diagnóstico diferencial (Vélez *et al.*, 2014).

2.2.8 Métodos de diagnóstico

Los signos clínicos en animales muy jóvenes, junto con el hallazgo de huevos en las heces por métodos de flotación (puede encontrarse gran número de huevos en animales aparentemente sanos), larvas por el método de Baermann o coprocultivos para observar larva L-III filariformes con cola trífida, son indicativos de la enfermedad.

Los parásitos adultos pueden hallarse mediante raspado de la mucosa intestinal (Cordero del Campillo y Rojo, 2001).

El desarrollo de métodos de diagnóstico en parasitología es importante ya que ayuda a establecer adecuadamente la etiología de la infección parasitaria, evalúa la frecuencia de ciertos parásitos en diferentes áreas, así como ayuda a orientar medidas de intervención profilácticas y terapéuticas a lo largo del tiempo. Escoger una técnica de diagnóstico depende del grado de fiabilidad y sensibilidad del método, además de la necesidad de recursos menos costosos, y es común el uso de más de un método de diagnóstico para detectar formas parasitarias de protozoos y helmintos, especialmente cuando hay baja carga parasitaria que aumenta la probabilidad de tener un diagnóstico más seguro del paciente. El método Kato-Katz es ampliamente utilizado en el diagnóstico de las infecciones por helmintos en los seres humanos y la TF-Test Modificado/perro es una nueva técnica para el diagnóstico de parásitos gastrointestinales en perros, en segundo lugar, presenta una mejor eficiencia en comparación con otras técnicas. Las técnicas de Hoffman y Willis son las más utilizadas tradicionalmente, para los huevos, Willis es la técnica reportada por varios autores y presenta excelentes resultados en la búsqueda de huevos, quistes y ooquistes (Temporim y Freire, 2015).

Algunas pruebas de laboratorio son las siguientes:

Método de flotación de Willis: Este método está recomendado para la investigación de protozoos y helmintos (Puerta y Vicente, 2015).

Método de flotación por sulfato de Zinc: Concentra huevos de ciertos helmintos y quistes de protozoos cuando las infecciones son muy leves y no se detectan en preparaciones directas (Girard, 2003).

Método de cultivo Harada-Mori: Permite establecer diferenciación entre larvas de uncinaria y otras larvas, para determinar la viabilidad de los huevos y/o larvas en estudios sobre efectividad anti-helmíntica, para cultivar estadios de vida libre de *Strongyloides* (Girard, 2003).

Método de McMaster: Esta técnica es utilizada para determinar el número de huevos por gramo de heces y también se utiliza para larvas de nematodos y ooquistes de coccidias (Sixtos, 2011).

Diagnóstico *post mortem* es sencillo al observar las lesiones intestinales y la presencia de numerosos adultos. En zonas templadas, lo más común es su presentación al final de la primavera y comienzo del otoño (Cordero del Campillo y Rojo, 2001).

2.2.9 Tratamiento

Para el tratamiento de infestaciones por *Ancylostomideos* se emplean antihelmínticos.

El modo de acción de algunos antihelmínticos, como por ejemplo los benzimidazoles, se manifiesta a través de la interferencia de procesos metabólicos tendientes a la obtención de energía, ya sea mediante la inhibición de reacciones enzimáticas, o bien interfiriendo para la sobrevivencia del parásito.

Por el hecho que la mayoría de los antihelmínticos que actúan a través de este mecanismo de acción requieren de un período de contacto prolongado para producir la eliminación o muerte del parásito, se requiere que los antihelmínticos tengan una prolongada permanencia en el organismo con el fin de que estos mantengan su acción hasta que las reservas de energía del parásito hayan sido completamente agotadas (Pérez, 2010).

Los benzimidazoles como el albendazol que es similar al mebendazol.
Resulta ser insoluble en agua y por otro lado soluble en alcohol. Inhibe la polimerización de la tubulina y la enzima reductasa de fumarato, lo que produce deficiencia en la generación de energía (ATP) y por lo tanto ocasiona la muerte del parásito (Sumano y Ocampo, 2006).

El fenbendazol es un polvo cristalino, no tiene olor, y es insoluble en agua, pero soluble en sulfóxido de dimetilo. Además del efecto contra los parásitos al actuar sobre su tubulina, interfiere en la asimilación de la glucosa, evitando su integración en forma de glucógeno, de tal forma que se altera la producción de energía. Altera la morfología de los huevos y evita la eclosión de la larva. Se puede usar en dosis de 50-55 mg/kg (Sumano y Ocampo, 2006).

El mebendazol difiere de la mayoría de los benzimidazoles en su forma de actuar, ya que no inhibe la reductasa de fumarato. Su efecto lo logra al bloquear el paso de la glucosa al parásito, con la consecuente disminución de glucógeno y ATP. Además induce a la desorganización de la tubulina Se administra en dosis de 20 mg/kg (Sumano y Ocampo, 2006).

Están además los probenzimidazoles que para actuar deben activarse por medio de reacciones como la hidrólisis.

El febantel es un pre fármaco que debe metabolizarse y convertirse en fenbendazol y oxfendazol para tener así algún efecto antiparasitario, que inhiben la reductasa de fumarato bloqueando el aprovechamiento de glucosa (Sumano y Ocampo, 2006). La dosis de Febantel es de 10-15 mg/kg (Rubio y Boggio, 2009).

Por otro lado las tetrahidropirimidinas son un grupo de nematocidas que actúan bloqueando la transmisión neuroganglionar del parásito, con un efecto de tipo colinérgico despolarizante (Sumano y Ocampo, 2006).

Un ejemplo es el pamoato de pirantel, un compuesto sintético insoluble en agua y muy poco absorbible del intestino delgado. No tiene sabor especial y es estable a la humedad, la luz y la temperatura. Actúa contra los parásitos inhibiendo la actividad neuromuscular, lo cual les produce parálisis espástica, lo que impide que migren durante el tratamiento (Botero y Restrepo, 2012).

La dosis de pamoato de pirantel es 5-10 mg/kg (Rubio y Boggio, 2009).

Los imidazotiazoles como el levamisol, el cual es un agonista de receptores colinérgicos nicotínicos, que actúa como estimulante ganglionar de los nematodos, mecanismo mediante el cual produce una contracción muscular permanente y ejerce un efecto paralizante sobre los parásitos, los que de este modo son eliminados a través de las heces. También se describe que interfiere las vías metabólicas del parásito, bloqueando la acción de la enzima fumarato reductasa, disminuyendo la producción de ATP, interfiriéndose con ello la actividad normal de las células musculares del parásito, lo que da como resultado una parálisis y posterior expulsión del gusano (Pérez, 2010).

Levamisol se ha formulado para administración oral (clorhidrato) subcutánea (clorhidrato y fosfato) y percutánea (clorhidrato). En monogástricos se administra como bolo en solución oral, como aditivo en el alimento o solución inyectable (Pérez, 2010).

La dosis de levamisol clorhidrato es de 8 mg/kg vía oral (Rubio y Boggio, 2009).

Un estudio, reveló que *Ancylostyoma caninum* desarrolló una resistencia emergente a pirantel en Australia (Kopp *et al.*, 2008).

3. OBJETIVOS E HIPÓTESIS

En esta sección se detallarán tanto el objetivo general como los objetivo específicos, lo que se espera determinar o relacionar de acuerdo a la presencia o no del parásito, para ello se presentan hipótesis.

3.1 Objetivos

3.1.1 General

Determinar la presencia de *Ancylostomideos* en perros de la comuna de Talcahuano.

Hipótesis:

H_1: La presencia de *Ancylostomideos* es superior al 50%

H_0: La presencia de *Ancylostomideos* es inferior o igual al 50%

3.1.2 Específicos

a) Establecer relación entre la presencia de huevos y desparasitación.

Hipótesis:

H_1: La prevalencia de *Ancylostomideos* está relacionada con la desparasitación.

H_0: La prevalencia de *Ancylostomideos* no está relacionada con la desparasitación.

b) Establecer relación entre la presencia de huevos y signos clínicos asociados a resultado positivo de *Ancylostomideos*

Hipótesis:

H_1: La presencia de *Ancylostomideos* está relacionada con la sintomatología clínica.

H_0: La presencia de *Ancylostomideos* no está relacionada con la sintomatología clínica.

c) Determinar cuantitativamente la carga parasitaria en animales positivos a *Ancylostoma* mediante la técnica de McMaster.

4. MATERIALES Y MÉTODOS

Los materiales fueron los implementos y herramientas que se utilizaron para desarrollar este trabajo, y los métodos las técnicas que se realizaron para lograr llevar a cabo los objetivos e hipótesis planteados anteriormente.

4.1 Materiales

Se tomaron muestras de heces de perros con y sin dueño de la comuna de Talcahuano para realizar diagnóstico coproparasitológico utilizando el método de flotación de Willis.
Se observaron a través de microscopio óptico en los laboratorios de la Universidad de las Américas.

4.2 Métodos

Para determinar desparasitación.

Se consultó a los propietarios sobre la última vez que se desparasitó y con qué. Los que no sabían no se consideraron en el estudio.

Para determinar signos clínicos.

Se midió temperatura rectal, color de mucosas. Se preguntó al propietario si había observado presencia de diarrea.

4.2.1 Recolección de muestras

Se necesitaron de 2 a 5 gr. de heces para la realización del estudio coproparasitologico mediante la técnica de flotación de Willis. Las heces se obtuvieron por la expulsión natural, teniendo cuidado de que esta no se contaminara con larvas o huevos presentes en el medio (las muestras se tomaron inmediatamente después de que el perro haya defecado y se tomó únicamente heces de la parte superior y no las que estaban en contacto con el suelo). Cada muestra se rotuló para permitir su identificación posterior (Sixtos, 2011).

La recolección de las heces se hizo en un recipiente plástico con tapa rosca. Las muestras se almacenaron en un lugar fresco y seco, alejada de la luz solar directa. Las muestras se examinaron lo más pronto posible. Cuando esto no fue factible y requirieron ser almacenada por varias horas o incluso por un día, estas se refrigeraron (Sixtos, 2011).

4.2.2 Conservación de muestras

Algunos medios químicos permiten la conservación de las muestras durante un tiempo mayor sin correr el riesgo de que las formas parasitarias se deformen o se destruyan; la solución más común es la Formalina al 10% (se disuelven 10 ml de formaldehído en 90 ml de agua y se guarda en un frasco de plástico o vidrio hermético). Las muestras de heces diarreicas deben ser examinadas en un plazo no mayor a 1 hora y no deben ser refrigeradas (Sixtos, 2011).

La formalina cubrió completamente la muestra para evitar que los huevos continuaran su desarrollo.

4.2.3 Técnica de flotación de Willis

Se utilizó la técnica de flotación de Willis para determinar la presencia de *Ancylostoma* a través de la identificación de huevos.

El principio de esta técnica se basa en que los huevos de helmintos tienen un peso específico menor que el de la solución saturada de cloruro sódico por lo que tienden a subir y pegarse en el cubreobjetos (Puerta y Vicente, 2015).

La técnica consistió en:

1. Extraer una porción de la muestra de heces de aproximadamente 1 gr. y colocarla dentro de un vaso de precipitado de 50 mL.

2. Añadir 30 mL de solución de cloruro sódico a saturación para disolver la muestra con una varilla de vidrio. Una vez disuelta la muestra se pasó a través de una gasa doblada en 4 sobre un embudo de vidrio para filtrar la mezcla a un tubo de ensayo de 10 mL. Se llenaron los tubos de ensayo hasta formar un menisco positivo convexo.

3. Se colocó un cubreobjeto sobre el tubo de ensayo, de manera que hiciera contacto con el líquido, se dejó reposar 10 -15 minutos. Y en un portaobjetos se colocó una gota de lugol.

4. A los 10 – 15 minutos se retiró el cubreobjeto y se colocó sobre el portaobjeto, en la gota de lugol para luego observarlo al microscopio óptico en aumento 10x y 40x (Puerta y Vicente, 2015).

4.2.4 Técnica de McMaster

La técnica de Mc Master es usada para demostrar y contabilizar huevos de helmintos y ooquistes de protozoarios en muestras fecales. Es el método más ampliamente utilizado para este propósito. Esta técnica utiliza cámaras de conteo que posibilitan el examen microscópico de un volumen conocido de suspensión fecal (2 x 0.15 mL). Dicha técnica al ser cuantitativa busca determinar el número de huevecillos por gramo de heces (Estrada, 2013).

Para ello se utilizó una cámara de McMaster de 3 campos, solución saturada de NaCl, balanza, tamiz, pipetas Pasteur, baqueta de vidrio y vasos de precipitado.

La técnica consiste en suspender cuidadosamente 2 gr. de heces en solución saturada de NaCl hasta un volumen final de 60 mL (58 mL aproximadamente), luego filtrar la suspensión y eliminar las partículas más groseras, posteriormente llenar con una pipeta los compartimentos de la cámara McMaster evitando que se formen burbujas de aire, colocar la cámara en el microscopio y esperar unos 5 minutos para que los elementos parasitarios floten y se acumulen en la parte superior de la cámara. Finalmente observar en aumento 10x y realizar el recuento siguiendo las columnas marcadas en cada campo de la cámara (Serrano, 2010).

Para calcular la cantidad de huevos por gramo de heces el recuento total se multiplica por 100 y luego se divide por el número de campos que tenga la cámara (Sixtos, 2011).

4.2.5 Tamaño muestral

Se tomó una muestra asumiendo una población infinita con una precisión del 3 al 10%.

4.2.6 Análisis Estadístico

Contraste de hipótesis por medio de T-Student para comparación de proporciones muestrales. Chi-Cuadrado para relacionar variables nominales discretas (Presencia v/s signología v/s desparasitación).

5. PRESENTACIÓN DE RESULTADOS

A continuación se presentarán los resultados obtenidos de los objetivos tanto generales como específicos.

Figura 5.1: Huevos de *Ancylostomideos*.

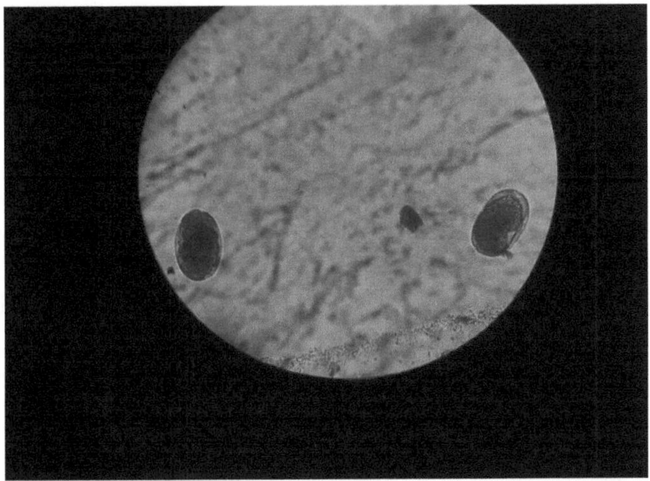

En la figura 5.1 se pueden ver dos estructuras de naturaleza parasitaria las cuales corresponden a huevos de *Ancylostomideos* observados a través de microscopio óptico en aumento de 40x, mediante el método de flotación de Willis, para ello se utilizó una solución saturada de NaCl y lugol.

Tabla 5.1: Presencia de huevos de *Ancylostomideos*.

PRESENCIA DE HUEVOS DE *Ancylostomideos*		
Positivos	2	3,2%
Negativos	61	96,8%
Total	63	100%

En la tabla 5.1 se puede apreciar la presencia de *Ancylostoma* en porcentaje. Ésta indica que de 63 muestras 2 de ellas resultaron positivas, por lo tanto la prevalencia del parásito corresponde al 3,2%. La hipótesis 1 es rechazada ya que esta afirma que la presencia del nematodo está sobre el 50%.

De esta forma no se rechaza la hipótesis nula, la cual indica que la presencia de *Ancylostoma* es inferior al 50%.

Figura 5.2: Presencia de huevos de *Ancylostomideos*.

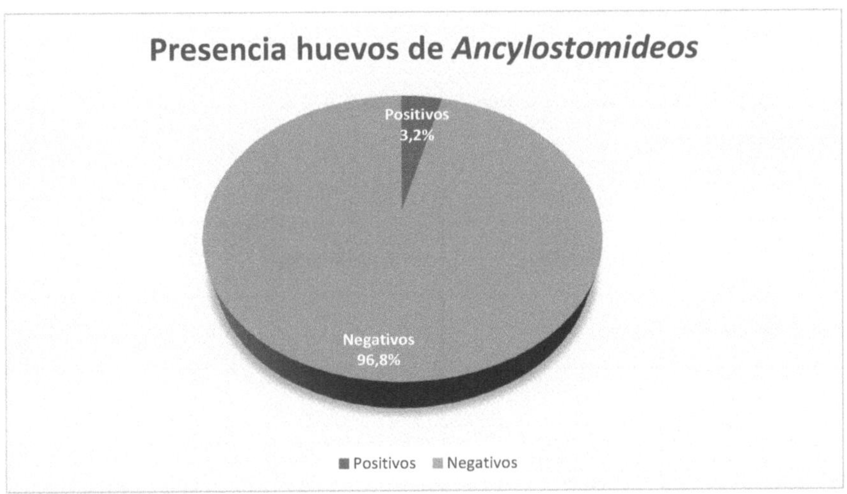

En el gráfico anterior se puede observar que del total de las muestras recolectadas y analizadas el 3,2% de ellas representa los casos positivos, mientras que el 96,8% los casos negativos.

A continuación se presenta la relación entre la presencia de huevos de *Ancylostomideos* y la sintomatología clínica asociada a resultado positivo. Como se consideraron los perros con dueño (de los que se tiene datos) solamente se muestran 10.

Tabla 5.2: Relación entre la presencia de huevos de *Ancylostomideos* y la desparasitación en el total de los caninos muestreados.

	Desparasitados	No desparasitados	Total
Presencia del parásito	0	0	0
Ausencia del parásito	3	7	10
Total	3	7	10

La tabla 5.2 indica que de las 10 muestras de animales con dueño 7 de ellas correspondían a perros sin desparasitar y no se encontraron huevos presentes en ninguna de ellas.
De los animales con desparasitación al día ninguna de sus muestras presentó indicios del parásito.

Por lo tanto de acuerdo a los resultados no existe una relación, ya que los animales con propietario que fueron muestreados y de los cuales se tiene información de desparasitación, todos resultaron negativos a *Ancylostoma*.

Figura 5.3: Temperatura rectal.

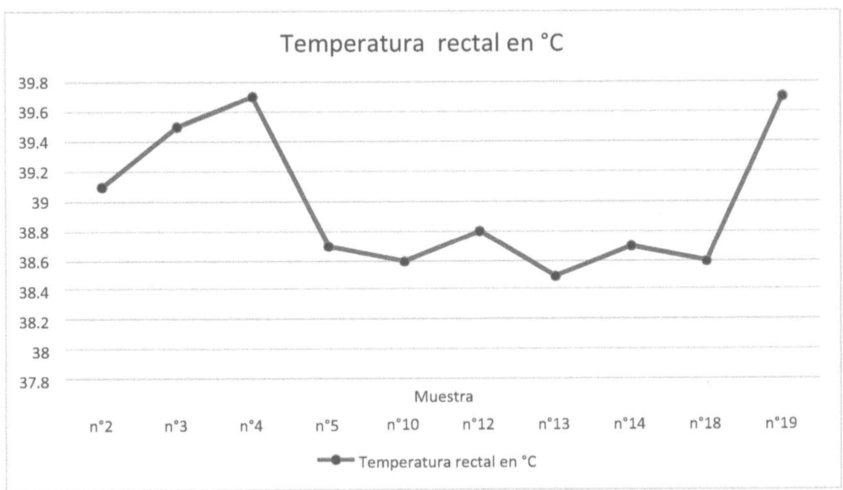

En el grafico se expresa la temperatura que se midió a los 10 perros con dueño, se observa que en dos de ellos (Muestra n° 4 y Muestra n°19) hay temperatura rectal alta. La muestra n° 4 corresponde a un animal no desparasitado mientras que la muestra n° 19 a uno desparasitado.

Tabla 5.3: Coloración de mucosas.

Color de mucosas (encía)	Cantidad de perros
Enrojecida	0
Normal	10
Total	10

La tabla 5.3 muestra que de los 10 perros con dueño la totalidad de ellos presentó una coloración normal de mucosas.

Tabla 5.4: Presencia de diarrea y vómito.

	Diarrea	Vómito
Presente	0	1
Ausente	10	9

En la tabla 5.4 se puede observar que de las 10 muestras 1 de ellas correspondía la de un perro que presentó vómitos. Las demás muestras no presentaron ni diarrea ni vómito.

De las 63 muestras recolectadas 2 de ellas resultaron ser positivas a la presencia de huevos de *Ancylostoma* y posteriormente se realizó un conteo de huevos, utilizando el método de McMaster para estimar el número de huevos por gramo de heces.

Se hicieron 4 conteos de las muestras positivas.

Para la primera muestra, en el primer conteo se obtuvieron 6 huevos del total de dos campos, del segundo 14 huevos en total de tres campos, del tercero 19 huevos de tres campos en total y del cuarto conteo 18 huevos de tres campos.

Para el primer conteo se obtuvieron 300 huevos por gramo de heces.

En el segundo conteo se obtuvieron 466,6 huevos por gramo de heces.

Para el tercer conteo se obtuvieron 633,3 huevos por gramo de heces.

Y en el último conteo se obtuvieron 600 huevos por gramo de heces.

Finalmente se calculó un promedio entre los cuatro conteos y se estimó la carga parasitaria de *Ancylostomideos,* resultando 499,9 huevos por gramo de heces.

Para la segunda muestra positiva, en el primer conteo se obtuvieron 3 huevos del total de tres campos, para el segundo conteo se obtuvieron 3 huevos del total de tres campos, en el tercero se obtuvieron 2 huevos del total de tres campos y en el último se obtuvieron 4 huevos del total de tres campos.

Para el primer conteo se obtuvieron 100 huevos por gramo de heces.

En el segundo también se obtuvieron 100 huevos por gramo de heces.

Del tercero de obtuvieron 66,6 huevos por gramo de heces.

Y en el cuarto conteo se obtuvieron 133,3 huevos por gramo de heces.

El promedio de huevos por gramo de heces en esta muestra corresponde a 99,9.

Por lo tanto el promedio entre ambas es de 299,9 huevos de *Ancylostomideos* por gramo de heces.

Figura 5.4: Conteo de huevos de *Ancylostomideos*.

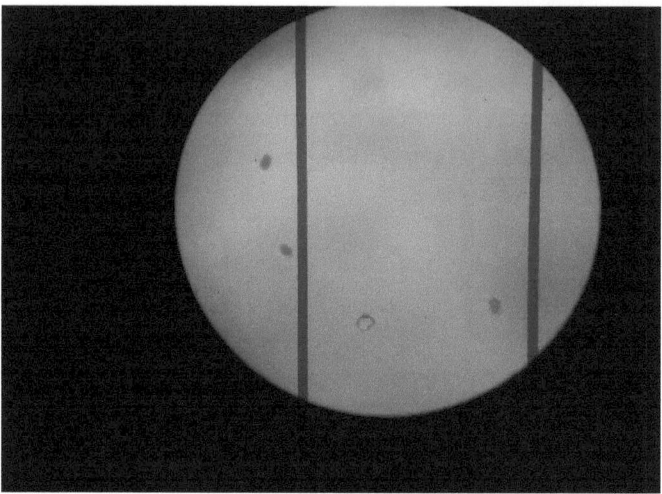

En la imagen se pueden observar algunos huevos del parásito vistos a través de microscopio óptico en aumento 10x mediante la utilización de una cámara de McMaster.

6. DISCUSIÓN DE RESULTADOS

La hipótesis nula no se rechaza, esta establece que la presencia del parasito corresponde a una cifra menor o igual a 50%.

Se determinó la presencia del nematodo *Ancylostoma* en un 3,2 % lo cual coincide con la literatura que indica que las prevalencias descritas en Chile van desde 1,8 a 8,1%. En otras localidades de Sudamérica la presencia es superior; las mayores prevalencias se reportan en Brasil, con valores que pueden llegar hasta el 70, 9% (Luzio *et al.*, 2015).

En un estudio que se llevó a cabo en la ciudad de Temuco, Chile, se obtuvo un 9,3% de presencia de helmintos de tipo estrongilos (Armstrong *et al.*, 2011). El porcentaje supera a lo descrito en Chile para *Ancylostoma* ya que aquí se consideraron todas las clases de estrongilos, sin diferenciación.

En otro estudio realizado en Lima, Perú, entre los años 2008 y 2012 de determinó que la presencia de *Ancylostoma* corresponde a un 4,2% (Serrano *et al.*, 2014).

En Bogotá, Colombia, para 2013, se registró una frecuencia de 52,9% de infección por *Ancylostoma* (Sierra *et al.*, 2015).

En Santa Clara, Cuba, la prevalencia de *Ancylostoma* de perros con dueño en sector urbano y rural fue de 39% y 42% respectivamente (Castillo *et al.*, 2016).

En otros continentes, los valores difieren notablemente, por ejemplo en Australia se describe un 6% y en Alemania solo un 2,3% (Luzio *et al.*, 2015).

En Ucrania se describe un 24,4% con intensidad de 1 a 34 huevos a la vista en microscopio (Ponomarenko *et al.*, 2016).

En Indonesia se registró un 57,14% positivos a anquilostomas en perros de caza (Akhira *et al.*, 2013).

Diferencias en los resultados se deben a diversos factores como las condiciones geoclimáticas, el origen de los perros de los cuales se tomaron muestras, también el nivel cultural y socioeconómico de las personas como las técnicas utilizadas para determinar la fauna parasitaria (Luzio *et al.*, 2015).

No se pudo establecer una relación entre la presencia del parásito y la desparasitación de los animales. De las 63 muestras recolectadas 10 de ellas correspondieron a perros con dueño de los cuales 7 no estaban desparasitados y no presentaron signos clínicos asociados a la presencia del parásito, ni tampoco presentaron huevos de éste en sus heces.

La relación entre la presencia de huevos y signos clínicos asociados a resultado positivo de infección por *Ancylostomideos* no es significativa, en los 2 perros de los cuales sus muestras resultaron positivas, ninguno presentó signos clínicos como temperatura elevada, coloración enrojecida de mucosas, ni diarrea, salvo uno de ellos que mostró heces algo blandas. Por otro lado alguno de los negativos si presentó diarrea o temperatura elevada.

La carga parasitaria que se estimó en este trabajo resultó ser de 299,9 huevos por gramo de heces, la cual se considera media pero es baja en comparaciones a resultados obtenidos en otros estudios.

Entre 50 y 100 huevos por gramo de heces se considera una carga parasitaria baja, de 101 a 500 media y más de 500 es alta (Medina *et al.*, 2017).

Por ejemplo en Quito, Ecuador, se describen cargas parasitarias altas, mayores a 500 huevos por gramo de heces (Iza, 2015).

En Colombia el número de huevos es mucho mayor. Un experimento realizado determinó que la carga parasitaria de *Ancylostomideos* correspondería a 4666,7 huevos por gramo de heces (Jaimes *et al.*, 2013).

En Uruguay el promedio de huevos por gramo de heces, según un estudio corresponde a 537 para *Ancylostoma* (Dib *et al.*, 2016).

Una investigación realizada en Inglaterra, arrojó como resultado una carga parasitaria de nematodos de la familia *Ancylostomatidae* menor a 100 huevos por gramo de heces (Wright *et al.*, 2016).

Es posible que estos resultados se deban a diversos factores como el origen de los perros muestreados, el método de conservación de muestras utilizado, la técnica para determinar la presencia y conteo de los huevos.

Las muestras fecales frescas o conservadas en formol al 5%, dieron como resultado, en un estudio, un mayor número de huevos de *Ancylostomideos* en comparación con muestras congeladas o conservadas en formalina al 10% o en acetato sódico (Cringoli *et al.*, 2011).

La diferencia entre la carga parasitaria de ambas muestras positivas podría deberse al sector al que pertenecían los perros de donde se recolectaron, a pesar de que ambas corresponden a perros de la calle, siendo un de ellas de un sector con bajo flujo de perros callejeros y la otra de un sector con un alto flujo de perros callejeros, 99,9 y 499,9 huevos por gramo de heces respectivamente.

Esta diferencia además, podría justificarse por la edad de los perros, donde se espera que animales jóvenes posean una mayor prevalencia del parásito versus un animal ya adulto. Sin embargo en este caso ambos perros eran adultos.

En futuros estudios se podría considerar el detectar coproantígenos en las heces de perros con infecciones parasitarias, a través de ELISA o PCR. Otra posibilidad sería utilizar la analítica sanguínea, donde se pueden encontrar datos que guíen, como la eosinofilia por ejemplo, que hace más frecuente la posibilidad de que se trate de una helmintiasis (Corominas *et al.*, 2014).

Muestrear un mayor número de animales sería una buena opción para obtener datos más exactos con respecto a la prevalencia de este parásito, así como también hacer un estudio en gatos.

7. CONCLUSIONES

La presencia de nematodos *Ancylostomideos* en perros de la comuna de Talcahuano corresponde a un 3,2 %. Por lo tanto la hipótesis nula, que señala que la presencia del parásito corresponde a una cifra menor o igual al 50%, no se rechaza.

La presencia de huevos de éste parásito y la desparasitación de los perros no tiene una relación, de los animales muestreados, la mayoría no estaba desparasitado.

La presencia de huevos y signos clínicos asociados a resultado positivo del parásito, no guardan relación. Los dos animales positivos no presentaron ninguno de los signos clínicos que se le atribuyen a parasitosis. Por otra parte algunos de los negativos sí presentaron temperatura alta.

La carga parasitaria de los perros positivos a *Ancylostomideos* se estima en 299,9 huevos por gramo de heces.

8. BIBLIOGRAFÍA

1. Akhira, D., Fahrimal, Y. & Hasan, M. (2013). Identification of gastrointestinal nematode parasites in hunting dog (*Canis familiaris*) in the subdistrict of Laneh Sago Halaban West Sumatera. Indonesia. *Jurnal Medika Veterinaria* 7(1), pp. 42-45.

2. Alipour, H & Goldust, M. (2015). Apparent contact dermatitis caused by *Ancylostoma caninum*: a case report. *Annals of Parasitology*, 61(2), pp. 125-127.

3. Armstrong, W., Oberg, C. & Orellana, J. (2011). Presence of parasite eggs with zoonotic potential in parks and squares of the city of Temuco, Araucanía Region, Chile. Chile. *Arch. Med. Vet.* 43(2), pp127-134.

4. Barriga, O. (2002). *Las Enfermedades Parasitarias de los Animales Domésticos en la América Latina*. Santiago, Chile: Germinal.

5. Botero, D & Restrepo, M. (2012). *Parasitosis Humanas*. Medellín, Colombia: Fondo Editorial.

6. Bowman, D. (2014). *Parasitology for Veterinarians*. St Louis, Missouri: Elsevier.

7. Bowman, D., Montgomery, S., Zajac, A., Eberhard, M. & Kazaco. K. (2010). Hookworms of dogs and cats as agent of cutáneos larva *migrans*. *Trends in Parasitology*. 26(4), pp. 162-197.

8. Castillo, J., Innacone, J., Fimia, R., Cepero, O. & Morales, A. (2016). Prevalence and risk factors associate with *Toxocara canis* and *Ancylostoma caninum* infection in companion dogs. Cuba. *The Biologist (Lima)*, 14 (1), pp. 103-108.

9. Cordero del Campillo, M. & Rojo, F. (2001). *Parasitología Veterinaria*. Madrid, España: McGraw Hill.

10. Corominas, N., Pérez, A., Rodríguez, J. & Cordero, R. (2014). Protocolo de sospecha de parasitosis. *Medicine-Programa de Formación Médica Continuada Acreditado*. 11 (54), pp. 3252-3259.

11. Cringoli, G., Rinaldi, L., Maurelli, M., Morgoglione, M., Musella, V. & Utzinger, J. (2011). *Ancylostoma caninum*: Calibration and comparision of diagnostic accuracy of flotation in tube. McMaster and FLOTAC in faecal samples of dogs. *Experimental Parasitology*. 128(1), pp. 32-37.

12. Dib, A., Paredes, A., Aldrovandi, A., Allemandi, A., Lanusse, C., Palma S. & Sánchez, S. (2016). Eficacia clínica antiparasitaria contra *Ancylostoma caninum* y *Trichuris spp.* de una formulación de liberación modificada en base a Ricobendazole para administración oral en perros. *Veterinaria (Montevideo)* 52(204). Recuperado en 06 de julio de 2017, de http://www.scielo.edu.uy/scielo.php?pid=S1688-48092016000400002&script=sci_arttext&tlng=es

13. Estrada, J. (2013). *Manual de prácticas de laboratorio*. México: Facultad de Medicina Veterinaria y Zootecnia.

14. Ettinger, S & Feldman, E. (2007). *Tratado de Medicina Interna Veterinaria Enfermedades del perro y el gato*. Madrid, España: Elsevier.

15. Fischer, M. & McGarry, J. (2007). *Fundamentos de Parasitología en Animales de Compañía*. Buenos Aires, Argentina: Inter-Médica.

16. Girard, R. (2003). *Manual de Parasitología*. Honduras: Universidad Nacional Autónoma de Honduras.

17. Iza, M. (2015) Evaluación de la frecuencia de enteroparásitos de caninos en tres refugios del distrito metropolitano de Quito. (Tesis de pregrado) Universidad Central del Ecuador. Quito, Ecuador.

18. Jaimes, L., González, A., Castellanos, V. & Sánchez, F. (2013). Determinación de la dosis terapéutica de paico (*Chenopodium ambrosioides*) para el control de *Ancylostoma spp.* En caninos de la Fundación Caridad Animal. (Colombia). *REDVET*, 14(11b), pp. 1-6.

19. Jerez, L., Nunez, I., Rojas, L., Robau, Y., Suárez, I. & Millan, I. (2015). Prevalence of Intestinal Parasites in Dogs from Municipality La Lisa, Havana, Cuba. *Journal of Veterinary Science and Technology*, 6, pp. 1-3.

20. Kopp, S., Katze, A., McCarthy, J., Traub, R. & Coleman, G. (2008). Pyrantel in small animal medicine: 30 years on. *The Veterinary Journal* 178(2), pp. 177-184.

21. López, J., Abarca, K., Paredes, P. & Inzunza, E. (2006). Parásitos intestinales en caninos y felinos con cuadros digestivos en Santiago, Chile: Consideraciones en Salud Pública. *Revista médica de Chile, 134*(2), pp. 193-200. Recuperado en 15 de abril de 2017, de https://dx.doi.org/10.4067/S0034-98872006000200009

22. López, M., Corredor, A. & Nicholls, R. (2006). *Atlas de Parasitología*. Colombia: El Manual Moderno.

23. Luzio, A., Belmar, P., Troncoso, I., Luzio, P., Jara, A. & Fernández, I. (2015). Formas parasitarias de importancia zoonótica, encontradas en heces de perros recolectadas desde plazas y parques públicos de la ciudad de Los Ángeles, Región del Bío Bío, Chile. *Revista chilena de infectología*, 32, pp. 403-407. Recuperado en 14 de abril de 2017, de https://dx.doi.org/10.4067/S0716-10182015000500006

24. Massote, R., Rose, L. Toshio, R. & dos Santos, W. (2014). Parasitological and hematological aspects of co-infection with *Angyostrongylus vasorum* and *Ancylostoma caninum* in dogs. *Veterinary Parasitology*, 200(1-2), pp. 111-116.

25. Medina, R., Rodríguez, R. & Bolio, M. (2017). Nematodos intestinales zoonóticos de perros en parques públicos de Yucatán, México. *Biomédica* 38(2), pp. 1-19. Recuperado en 06 de julio de 2017, de https://www.revistabiomedica.org/index.php/biomedica/article/view/3595/3557

26. Mercado, R., Ueta, M., Castillo, D., Muñoz, V., & Schenone, H. (2004). Exposure to larva *migrans* syndromes in squares and public parks of cities in Chile. *Revista de Saúde Pública, 38*(5), pp. 729-731. Recuperado en 31 de mayo de 2017, de https://dx.doi.org/10.1590/S0034-89102004000500017

27. Milano, A & Oscherov, E. (2002). Contaminación de playas de la ciudad de Corrientes con parásitos caninos capaces de infectar al hombre. *Parasitología Latinoamericana*, 57(3-4), pp. 119-123.

28. Nwoha, R.I.O. & Anene, B.M. (2016). Clinical Effects of Mixed Infection of Trypanosomes and *Ancylostoma caninum* in Dog and Treatment with Diminazene and Mebendazole (Nigeria). *British Journal of Medicine & Medical Research*, 11(9), pp. 1-10.

29. Pérez, R. (2010). *Farmacología Veterinaria*. Concepción, Chile: Universidad de Concepción.

30. Ponomarenko, VY., Fedorova, OV., Bulavina, VS., Mazepa, RV. & Polataev, IE. (2016) Distribution of intestinal helmintoses of stray dogs from the Kharkiv Region and efficiency of coproscopic diagnosis (Ucrania). *Scientific and Technical Bulletin. NDC biosafety and enviromental control of agriculture resources.*4 (4), pp. 59-64. Recuperado en 06 de julio de 2017, de https://bulletin-biosafety.com/index.php/journal/article/view/50/46

31. Puerta, I & Vicente, M. (2015). *Parasitología en el laboratorio*. Guía básica de diagnóstico. Alicante, España: Área de Innovación y Desarrollo, S.L.

32. Rubio, M. & Boggio, J. (2009). *Farmacología Veterinaria*. Argentina: Universidad Católica de Córdoba.

33. Rupert, E. & Barnes, M. (1996). *Zoología de los Invertebrados*. México: McGraw Hill.

34. Saredi, N. (2002). *Manual Práctico de Parasitología Médica*. Buenos Aires, Argentina: Laboratorios Andrómaco.

35. Serrano, E., Tantaleán, M., Castro, V., Quispe, M. & Casas, G. (2014). Estudio retrospectivo de parásitos en muestras fecales en análisis rutinarios de laboratorio. Perú. *Rev. Investig. Vet.* 25(1). Recuperado en 06 de julio de 2017, de http://www.scielo.org.pe/scielo.php?pid=S1609-91172014000100014&script=sci_arttext&tlng=en

36. Serrano, F. (2010). *Manual Práctico de Parasitología Veterinaria*. España: Universidad de Extremadura.

37. Sierra, V., Jiménez, D., Alzate, A., Cardona, J. & Osorio, L. (2015). Prevalencia de parásitos intestinales en perros de dos centros de bienestar animal de Medellín y el oriente antioqueño (Colombia). Colombia. *Rev. Med. Vet.* 30, pp. 55-66. Recuperado en 06 de julio de 2017, de http://www.scielo.org.co/scielo.php?script=sci_arttext&pid=S0122-93542015000200005&lng=en&tlng=es

38. Sixtos, C. (2011). Procedimientos y técnicas para la realización de estudios coproparasitoscópicos. *Virbac al día*, 24, pp. 1-11.

39. Sumano, H. & Ocampo, L. (2006). *Farmacología Veterinaria*. México: McGraw Hill.

40. Temporim, M. & Freire, I. (2015). Avaliação de diferentes técnicas parasitológicas no diagnóstico de helmintoses caninas. *Rev. Bras. Med. Vet.*, 37 (Supl. 1), pp. 71-76.

41. Tortolero, L., Cazorla, D., Morales, P & Acosta, M. (2008). Prevalencia de enteroparásitos en perros domiciliarios de la ciudad de La Vela, Estado Falcón, Venezuela. *Re. Científica, FCV-LVZ*, 18, pp. 312-319.

42. Urquhart, G., Armour, J., Duncan, J., Dunn, A. & Jennings, F. (1998). *Parasitologia Veterinária*. Rio de Janeiro, Brasil: Guanabara.

43. Vélez, L., Reyes, K., Rojas, D., Calderón, M., Cruz, J, & Arcos, J. (2014). Riesgo potencial de parásitos zoonóticos presentes en heces caninas en Puerto Escondido, Oaxaca. *Salud Pública de México*, 56(6), pp. 625-630. Recuperado en 14 de abril de 2017, de http://www.scielo.org.mx/scielo.php?script=sci_arttext&pid=S0036-36342014000600012&lng=es&tlng=es.

44. Wright, I., Stafford, K. & Coles, G. (2016). The prevalence of intestinal nematodes in cats and dogs from Lancashire, nort-west England. *Journal of Small Animal Practice*. 57(8), pp. 393-395. Recuperado en 06 de julio de 2017, de http://onlinelibrary.wiley.com/doi/10.1111/jsap.12478/full.

ANEXOS

I. Ficha Clínica

UNIVERSIDAD DE LAS AMÉRICAS
FACULTAD DE MEDICINA VETERINARIA Y AGRONOMÍA
ESCUELA DE MEDICINA VETERINARIA

Ficha Clínica

Fecha:_____________________   N° muestra:____________

Nombre paciente	
Propietario	
Dirección	

Edad:	Raza:	Sexo:

Fecha desparasitación	
T° rectal	Color mucosas

Sintomatología